Astrid v. Friesen

Du bist tot.
Ich muss noch leben

Trauer um meinen Mann

Kreuz

Inhalt

Er wahrlich liebte die Sonne,
die purpurn den Hügel hinabstieg.
Die Wege des Walds,
den singenden Schwarzvogel.
Und die Freude des Grüns.

Georg Trakl

Liebe Hanna,

auch du fragtest mich, was mir geholfen habe. Ebenso wie neulich die nette Apothekerin, die damals seine Krankheit so liebevoll und anteilnehmend begleitete, die seinen Zustand an den Medikamenten ablas und in ihrer Mittagspause vorbeigeradelt kam, um sie zu bringen. Fast verschämt stellte sie ähnlich wie du die Frage: Was hat dir eigentlich gut getan? Was hilft Trauernden?

Damals, vor einem Jahr und zwanzig Wochen. Ja, ich habe fast ein Jahr nur die Wochen gezählt, in der Schwangerschaftszählart, nur rückwärts. Damals starb mein Mann. Ein israelischer Freund hatte wenige Tage zuvor versucht anzurufen. Während er eine halbe Stunde auf eine freie Leitung warten musste, hatte er in chassidischen Legenden geblättert und erzählte von der Prophezeiung, dass Johannes – wie nur ganz besondere Menschen – wahrscheinlich am Sabbat sterben würde. Tatsächlich starb er, der evangelische »Halbjude« aus uralter sephardischer Familie, zwischen dem Sabbat und dem Sonntag ...

Damals, als er starb, das ist wie heute. Nicht mehr stündlich gegenwärtig, aber immer noch greifbar nah. Es ist primäre Realität, es ist, urplötzlich durch eine nebensächliche Begebenheit hervorgerufen, immer noch wirklicher als die Wirklichkeit. Aber nicht nur sein Tod, auch das eineinviertel Jahr des Hoffens, des Verzweifelns, der erneuten Hoffnung, der zerstörten Hoffnung, Resten von immerwährender Hoffnung auf ein Wunder des alten Kinderwunsches: aufzuwachen und festzustellen, diese tödliche Krankheit ist nicht unabwendbar, er wird mich nicht verlassen für den Rest meines Lebens.

Aber davon will ich nicht erzählen. Ich will eine Erwiderung schreiben gegen das Partygeschwätz: »Tod, Sterben, Trauer, das sind doch Tabuthemen, die verdrängt werden. Damit kann doch niemand umgehen. Wir leben alle so entfremdet.« So der verbale Überfall einer psychologisierenden Schauspielerin bei einem Empfang. Als ich darauf schlicht erwiderte: »Nein, so stimmt es für mich nicht, ich habe viele gute Erfahrungen gemacht«, zog sie sich beleidigt zurück, beharrte auf ihrer Theorie der zwischenmenschlichen Kälte, als deren Opfer sie sich sehen wollte und sich deswegen wohl auch erfahren wird.

Doch zunächst zu meinem Gedächtnis: Die drei ersten Monate nach seinem Tod waren für mich fast ein Jahr lang völlig entschwunden. Eine gnädige, eine überlebensnotwendige Amnesie. Erst allmählich kehrt die Erinnerung zurück. Bruchstückhaft, einzelnen, schwarztönernen Mosaiksteinchen gleich. Einige Situationen kann ich anhand meiner Agenda rekapitulieren, doch die Verbindungen fehlen, als schwebten die einzelnen Elemente frei im Raum. Und so war es ja auch: Ich schwebte frei in weiten Räumen, war mit auf der Reise in den Sternenhimmel, ins Nirgendwo. »Du warst wie eingestülpt, völlig nach innen gekehrt, zeitweilig absolut nicht erreichbar«, nahm mich eine Freundin wahr. Ich tat nichts, ich arbeitete nicht, las nicht, redete fast nicht.

Und ich spürte zum ersten Mal in meinem Leben die Zeit. Die Zeit war zum körperlichen Ausdruck geworden. Eine neue Dimension. Ich spürte den Stillstand der Zeit, angehaltene Zeit. Ein Schutzmechanismus, denn jede Sekunde der fließenden Zeit hätte ihn weiter von mir fortgetragen. Es machte keine Angst, es war wie die Hilfe des Universums, welches in Stille verharrt, um mich nicht verrückt werden zu lassen, um die Schmerzen zu bannen, die mich zu zerreißen drohten.

Die nächsten Monate teilten sich in zwei Blöcke, die jeweils wie zu einem einzigen Tag zusammenfließen. Obwohl ich nach vier Wochen wieder anfing zu arbeiten, ein Buch musste zu Ende geschrieben werden, die Gespräche mit Klienten gingen weiter, kann ich die Zeit nicht fassen. Wirklicher Kontakt zu anderen war zunächst nur für Minuten möglich. Ich driftete ab, verschwand innerlich in andere Welten, weite, bessere Welten, verlor mich im Schweigen. – Erst vor wenigen Wochen las ich den wie magisch wirkenden Satz des Theologen und Familientherapeuten Bert Hellinger, der die Klienten zu ihren Verstorbenen sagen lässt: »Du bist tot. Ich lebe noch ein bisschen. Dann sterbe ich auch.« Der Satz schlägt wundersame Brücken, negiert nichts, rückt zurecht, gibt Zeit und schließlich auch die Erlaubnis für das eigene Leben.

In dieser Zeit wirkte ich wie abgehoben, ungreifbar. Für viele Menschen wohl auch angstauslösend unnahbar. Ich spürte es immer wie aus weiter Ferne, dieses Sich-einen-Ruck-Geben mich anzusprechen. Dazu gehörte Mut, auch wenn ich es dankbar annahm. Trauer ist zäh, langwierig, unberechenbar, unsteuerbar, völlig unbekannten Gesetzen unterworfen und erzeugt deswegen Angst und Unbehagen.

Liebe Hanna, habe keine Scheu, bei Trauernden dieses Erreichen-Wollen immer wieder tastend zu versuchen. In fragender Haltung, wie du es so wunderbar getan hast: »Ist es das, was du heute brauchst? Geht es zu weit? Ist es tragbar? Ist es gut so?« Sei geduldig mit dir selbst: Es ist eine Ausnahmesituation! Auch für dich! Der Anspruch scheint zu hoch, fast schülerhaft strebsam, dieser Situation richtig zu begegnen. Es gibt kein generelles Richtig! Sprich lieber über deine eigene Unsicherheit, das schafft eine Brücke, über die beide gehen können. Der kleine Satz, gesprochen oder geschrieben: »Ich weiß nicht, was ich dir sagen kann, ich fühle mich so hilflos«, ist das verbindende Glied. Und dann lass Aufmerksamkeit oder eine direkte Frage zu dem Toten folgen. Um zu hören, was der andere braucht oder (gerade heute) erzählen will. Er sagt es meist deutlich – zwischen den Zeilen.

Mein Gedächtnis ist seltsam: Trotz der zeitweiligen Amnesie strahlen wie warmes, bengalisches Leuchtfeuer in mir die Freundschafts- und Liebesdienste, die Wärme und Präsenz der anderen. Davon will ich berichten. Es begann schon im letzten Halbjahr vor Johannes Tod, damals, als die Diagnose so tödlich klar war.

Da war Cornelia, eine Studentin aus Dresden, die wir »adoptiert« hatten in ihrer ersten unsicheren Westzeit. Es war ihre Idee, Johannes zum Arzt zu begleiten, wenn er zweimal in der Woche Infusionen bekam. Sie saß die langen Stunden bei ihm, las ihm vor, munterte ihn auf, bestellte ihm anschließend ganz autoritär ein Taxi, wenn er wieder einmal die S-Bahn für den Nachhauseweg nehmen wollte. Und sie kam an manchen Wochenenden, leistete ihm Gesellschaft, pflegte ihn mit ihrem klugen und praktischen Verstand, wenn ich beruflich verreisen musste. Er bestand darauf, denn es hätte ihn zusätzlich gequält, wenn ich meine Arbeit vernachlässigt hätte. Deswegen auch unser Arrangement: Ich schrieb jeden Morgen von 6.30 bis 10.00 Uhr, bis er aufstand, wir frühstückten und unseren gemeinsamen Tag begannen. Zwei bis drei Stunden Struktur am Morgen gegen das totale Chaos im Inneren, gegen die 21stündigen Gefühle völliger Ohnmacht, Angst und Hilflosigkeit. Diese Stunden hielten aufrecht, bekamen die Struktur eines lebenswichtigen Rituals – gegen das Zerfließen und Weggespült-Werden.

Eine andere Situation: Schon vor seinem Tod konnte ich Musik körperlich nicht mehr ertragen. Alles schien innerlich zu zerreißen, jedes Organ schmerzte. Bei Freunden gab es wunderbare Hauskonzerte, die Johannes, der selber hoch musikalisch war, sehr liebte. Ihn wollte ich in diesem Moment nicht belasten. Eine Freundin führte mich dann weg, hielt mich im Arm, legte mich auf ein Sofa, deckte mich zu und blieb bei mir sitzen. Eine Situation von inniger Nähe zu ihr, als ich aus dem Abgrund der Verzweiflung wieder an die Oberfläche aufstieg und wir den leisen Tönen des Trios aus der Ferne zuhörten.

Oder das letzte Weihnachtsfest. Ich hatte Freunde gebeten, für uns Kerzen anzuzünden. Von meiner Mutter stammt diese Sitte: Jede Kerze am Weihnachtsbaum brennt für einen Toten oder Abwesenden. Und Johannes strahlte glücklich, als ich ihm erzählte, dass selbst in einer Synagoge in Jerusalem ein Licht für ihn brennen würde. Es war ein leuchtendes Gefühl von Nähe ferner Freunde.

Und ein junger Pastorenfreund sagte in seiner dramatischen Art, die wir an ihm lieben: »So, Johannes, egal ob es dir passt oder nicht, wir wollen noch möglichst viel von dir haben und werden dich alle zehn Tage besuchen kommen.« Sie taten es! Und wir fühlten uns erkannt, ich mich bestätigt in meiner Wahrnehmung seines nahenden Todes und unterstützt auf dem Weg hin zu seinem Ende.

Dann die letzten zehn Tage. Johannes hatte das Bewusstsein verloren. Er lag zu Hause und starb zu Hause, inmitten seiner Bilder und Bücher, umgeben von seinen Liebsten. Wir waren niemals allein. In jeder Minute war jemand bei uns, auch nachts. Seine Schwestern kamen angereist, saßen bei ihm, lasen aus alten Briefen, sangen ihm die Lieder ihrer Kindheit, schauten Fotos an in den langen Stunden und Tagen an seinem Bett. Sein Sohn löste mich nach fünf durchwachten Nächten ab, schlief an meiner statt neben ihm in unserem Bett, ganz selbstverständlich. Freundinnen von mir waren immer gegenwärtig, um mich zu stärken, damit ich ihm meine Kraft geben konnte. Eine Ärztin und eine Krankenschwester kamen täglich. Einmal waren fünf Frauen gleichzeitig um ihn bemüht; wir scherzten, dass diese Situation ihm gefallen und ihn auch gleichzeitig schrecklich verlegen machen würde.

Andere Freundinnen kochten und brachten oder schickten per Kurier köstliche Dinge ins Haus. Ich hatte richtige Sehnsucht nach dieser mütterlichsten aller Gesten, nach Seelennahrung. Dies blieb auch weiterhin wichtig, um mich emotional aufzufüllen. Esseneinladungen mit viel Zeit und Raum, um sprechen zu dürfen, machten es deutlich spürbar: Eine Mahlzeit kann materialisierte Zuneigung und Liebe sein.

In den zehn Tagen des Sterbens, den Tagen bis zur Beerdigung und noch eine Woche danach war ich nicht eine Minute allein und brauchte absolut nichts zu tun. Selbst die

Wachablösung bei mir wurde, nach kurzer Rücksprache, von unseren Familien organisiert. Ich wurde in Liebe eingehüllt. Unsere Familien reagierten wie bei der jüdischen Zeremonie des Schiwa, bei der die Trauernden sieben Tage auf niedrigen Hockern zu Hause sitzen und nicht einen Finger rühren dürfen. Andere Menschen kommen, um zu kochen und alles Notwendige zu erledigen und um mit ihnen zu trauern und zu klagen.

Nur eine Begebenheit will ich erzählen von der Beerdigung: Drei Stunden zuvor, als, wohl wie immer in emotional hoch angespannten Situationen, die Gefühle bei allen bloß lagen und ich desorientiert und versteinert inmitten des gedämpften Trubels saß, rief mich meine ehemalige Analytikerin an, um zu fragen, wie es mir denn gehen würde. Die Frage erschien mir kolossal wagemutig. (Ich selbst habe es, als andere Menschen starben, mich nicht getraut zu tun, mit dieser seltsamen Mischung von: Ich störe bestimmt ..., der andere hat doch seine

Familie um sich ... usw.) Sie rief an, und plötzlich konnten sich alle Schleusen öffnen und meine schmerzende Versteinerung weichte auf, ich musste die Gefühle nicht mehr abspalten und mich und meinen Körper narkotisieren.

Nach diesen drei Wochen begann eine neue Phase: Tagsüber war ich allein, aber zum Schlafen kam zwei Monate lang immer jemand, stand mit seinem Bettzeug vor der Tür – nach kurzem Anruf. Der 19jährige Stiefenkel Adam kam regelmäßig. Es war egal, wie spät, es war egal, wie früh er zur Schule musste. Es war ein Trost, nicht allein im Haus zu sein, wenigstens einige Sätze zu wechseln und seine Lebendigkeit im Gästezimmer zu spüren.

Und wenn du Kondolenzbriefe schreiben musst, liebe Hanna, hab keine Bange. Schon allein der Satz: »Ich denke an dich!« – »Ich umarme Sie!« tat wohl. Es ist die Wärme, die zu spüren ist. Es braucht keine großen

Worte, die Wärme vermittelt sich in drei Zeilen. Sie ist zu spüren, und wenn sie nicht da ist, erzwingen es auch keine schönen Formulierungen. Nur bitte keine Floskeln! Gut taten auch Erinnerungen der Schreibenden, etwa wie sie Johannes kennengelernt hatten, was sie mit ihm erlebt, was er für sie bedeutet hat. – Schöne Anekdoten kamen da zusammen, mir oftmals völlig unbekannt. Mitgeteilte, damit auch geteilte Spuren, festgehalten im gemeinsamen Gedächtnis, mildern die Angst vor dem Verlust, vor dem Immer-ferner-Werden.

Kinder hatten ihre ganz eigene Wichtigkeit. Auf der Beerdigung war der vierjährige Neffe Georg dabei. Er hatte ein Bild gemalt, welches er Johannes mit ins Grab gab, und zu Hause baute er anschließend mit Bauklötzen eine nach oben geöffnete Hufeisenform auf, in deren Mitte eine rote, hölzerne Kugel lag, die den Sarg darstellte. Drei Monate durfte dieses Objekt nicht angerührt werden, musste seine Mutter strikt drum herum staubsaugen. Georg, der meinen Mann ein halbes Jahr zuvor nur einmal bewusst erlebt hatte und weit entfernt wohnte, hat seinen Tod vorausgeahnt. Er telefonierte – zum allerersten Mal in seinem Leben aus eigener Initiative – an dem Tag mit Johannes, als dieser nachts das Bewusstsein verlor. Eine Woche später rief er nochmals an. Als ich ihm erklärte, dass sie nicht mehr miteinander sprechen könnten, weil Johannes zu krank sei, legte er auf und sagte, ohne dass ich den Tod erwähnt hatte, zu seiner Mutter: »Weißt du, Mami, in drei Tagen geht Johannes tot.« Und so war es auch.

Oder Clara, die fünfjährige Patentochter, von uns beiden geliebt. Sie steckt voller Weisheit und handelt in traumwandlerischer Autonomie. Sie weiß aus tiefem Herzen, was not tut. Sie blieb neben mir die lange Zeit am Grab stehen, als alle Trauernden vorbeidefilierten. Sie war es, die mich mit ihren kleinen Armen umschlang, mir die Hand hielt, mit mir als letzte vom Friedhof ging und sich

Sorgen machte, dass die schönen Blumen, ins Grab geworfen, nun leider zu Kompost würden. Und die mich am eindrucksvollsten und nachhaltigsten tröstete, als sie mir einige Monate später den Himmel erklärte, wohin Johannes wohl nun gegangen sei: »... als allererster ist er dahin gekommen, weil er ein so guter Mensch war.« Dort seien Engel, die fiedeln (»Weißt du, das ist so ein altmodisches Wort, deswegen verwende ich es so gern.«), und wenn die Engel tagsüber müde seien und sich hinlegen müssten, dann würde Gott seine Posaune oder sein Saxophon herausholen und selbst spielen. Und Johannes säße auf einem »Nebenbeistuhl« und »höre auf die zarten, silbernen Töne«. »Weißt du, im Himmel ist ein Tag so lang wie eine Woche bei uns. Du wirst also ganz schnell bei ihm sein. Und dann seid ihr wieder glücklich. Bis immer.«

Irgendwann kam dann das erste so gefürchtete Weihnachten. Ich hatte mir gewünscht, es mit vielen Kindern zu feiern, mit viel Trubel. Natürlich kam die fassungslose, abgrundtiefe Verzweiflung, als die Orgel erklang; die Tränen waren für lange Zeit nicht zu stoppen. (Da ich oft in der Öffentlichkeit weinen musste, habe ich einen breiten Erfahrungsschatz von Reaktionen gesammelt: von fassungslosem Erstaunen und Wegrücken, von Unbehagen, aber auch von Näherrücken und Handhalten durch wildfremde Menschen.) Christoph, der zehnjährige Neffe, legte den Arm um mich, hielt noch im Auto meine Hand. Die beiden älteren, vorpubertierenden Brüder schauten verlegen und ein bisschen sehnsüchtig auf uns beide, weil sie sich nicht getraut hatten mich zu trösten, obwohl sie es doch so gerne gekonnt hätten. Sie waren dankbar dafür, als ich sie später in den Arm nahm und mir holte, was ihnen zu geben zu schwer geworden war.

Wir hatten auf die Weihnachtstafel – nach altem russischem Brauch – ein Gedeck für Johannes hingestellt. Es war geschmückt mit Kerzen und Engelchen: einem Engel mit Geige und einem mit Klavier als seinen eigenen Instrumenten, einem Sänger, weil er selbst als Knabe wunderschöne Solokonzerte gegeben hatte, und einem Harfe spielenden Engel als himmlischem Instrumentalisten. Johann, der Sechsjährige, sah sich dieses Arrangement kurz an und konstatierte: »Aber da ist ja überhaupt kein Engel von mir dabei«, lief und holte seine eigenen dazu.

Auch Unbekannte taten wohl, wie jener fremde Mann im Intercity. Ich fuhr einmal sonntagmorgens sehr früh. Mit jedem Kilometer Entfernung von unserem gemeinsamen Zuhause, vom Friedhof, stieg die Haltlosigkeit. Tränenblind wankte ich in den Speisewagen. Dort saß nur ein einziger Mensch, ein Managertyp, auf den ersten Blick keineswegs als Tröster zu identifizieren. Doch mir blieb in der Situation nichts anderes übrig als ihm zu sagen, dass ich seine Hilfe bräuchte. Seine Handbewegung, mit der er mich zum Sitzen aufforderte, war noch vage. Doch er entpuppte sich als langmütig und freundlich, voller Wärme und wohltuender Gelassenheit. Er ließ mich weinen und reden, aß sein Rührei, warf interessierte Fragen dazwischen und gab mir in erster Linie das Gefühl, bei ihm gut gelandet zu sein.

Sprechen war überlebensnotwendig, aber gleichermaßen auch die körperliche Berührung, denn die war oftmals die einzige Verbindung zur Realität. Untröstlich, wirklich ohne irdischen Trost fühlte ich mich, und auf der Erde hielt mich nur die körperliche Nähe und Berührung der anderen. Die Sehnsucht hauste ja in jeder Pore des Körpers und der Seele, besonders auch in den tiefen, unterirdischen Räumen jenseits der Sprache, dort, wo »Körper und Seele ineinander übergehen«, wie der Körpertherapeut Tilman Moser es so bildhaft formuliert. Körperliche Berührungen boten Struktur, verkörperten die unmittelbare Realität –

direkt ins Herz gehend –, boten Schutz und Wärme, Ermutigung und Konstanz, hielten fest, als ich innerlich Lichtjahre davonflog. Worte halfen oft nicht, weil ich sie nicht aufnehmen, gar nicht hören konnte, weil meine Seele woanders weilte. Auch waren meine Sinne wie abgestorben, wie betäubt. Von mir war zeitweilig nur mein Körper vorhanden, verloren, ziellos, zutiefst narkotisiert. Er wurde wirklich festgehalten und stabilisiert durch die Berührung.

Wichtig wurde die Zeit, die Freunde mir zum Sprechen einräumten. Monatelang. Ich habe den Eindruck, als hätte ich alles hundertmal erzählen dürfen. Sie waren geduldig, ich durfte egozentrisch sein, sie nahmen sich zurück, und ich durfte sie beanspruchen, um Johannes in den vielen Wiederholungen festzuhalten und ihn gleichzeitig mit ihrer Hilfe Stück für Stück loszulassen, ihm nah zu sein und mich unserer Liebe zu vergewissern. Zeugnis abzulegen und Zeugen zu haben für unsere Liebe und meinen Schmerz, das wurde wichtig, bedeutete Lebendigkeit und ein Mich-Verankern in dieser Welt. Ich musste immer hindurch durch den Schmerz, jede Umdrehung der Spirale in den Schmerz hinein und aus ihm heraus an der Hand der Freunde, das war und ist ein Geschenk. »Was wohl selten ist, du warst immer so dankbar, wenn man dich nach einer Weile wieder auf den Teppich heruntergebracht hatte«, so beschriebst du, Hanna, die vielen Situationen. Wie du es gemacht hast, weiß ich nicht, aber es hat funktioniert. Dann konnten wir im letzten Teil des Abends auch über anderes sprechen und zusammen lachen. Auch und gerade über Johannes. Aber das funktionierte meist nur nach dem Weinen, wenn die geflossenen, nicht die unterdrückten Tränen wieder alles zum Fließen gebracht hatten.

Die simpelsten Fragen können den Bann brechen: Wie habt ihr euch kennengelernt? Was war dir wichtig mit ihm? Was habt ihr damals erlebt? Selbst enge Freunde hörten dann vieles, was sie nicht von ihm gewusst hatten, weil er es völlig überflüssig fand, über Vergangenes zu sprechen, da ihn ausschließlich die Gegenwart interessierte. Und: Fragen ehren den Toten!

Eine andere Facette: Meine monatelange Angst vor allem Fremden. Mein Körper, besonders mein Gesicht, waren vor Schmerz wie gelähmt. Das Gesicht lag wie eine offene Wunde da, ohne umhüllende Haut. Schutzlos, ohne den Blick voller Liebe von ihm, der mich eingehüllt hatte, fast acht Jahre lang. Ich vertrug keine fremden Blicke, weder prüfende noch belanglose. Noch heute kann ich denjenigen nicht anschauen, dem ich gerade erzähle, dass mein Mann gestorben ist. Es ist meine Scheu vor der Verlegenheit des anderen, seinem Erschrecken, seiner Ratlosigkeit. Ich weiß, dass ich die Brücke anschließend bauen muss, die Klangfarbe angeben muss, in welcher Tonlage wir darüber sprechen. Ich muss das Schweigen skizzieren. Das ist in Ordnung, ich empfinde die

Ratlosigkeit der anderen angesichts dieser existentiellen Situation als natürlich.

Wichtig war nur, nach dieser Mitteilung oder beim ersten Zusammentreffen nicht gleich von der gestorbenen Nachbarin oder Großmutter hören zu müssen. Das nivellierte, verbot quasi den Schmerz, ließ mich verstummen. Der Tod des eigenen Mannes liegt ja auch faktisch auf einer anderen Ebene als der einer Großmutter. Unsere Beziehung umfasste fast alle Facetten in meinem Leben, zumindest der Schmerz überschattete das gesamte Leben! Zeit und Nähe signalisiert zu bekommen tat dann gut. Das ist aber eine innere Haltung, keine Gesprächsstrategie. Ich brauchte liebevolle Zuhörer, die Ermutigung zum Sprechen und viel, viel Zeit.

Ruhe war wichtig. Alles war zu viel: Lautstärke, Kino, Theater, Menschenansammlungen. Ich habe seitdem nicht mehr ferngesehen. Anderer Leute Emotionen konnte ich

– buchstäblich – keine fünf Minuten aushalten, weil mich meine eigenen ständig überfluteten. Auch fehlte der Filter, die Fähigkeit, Unangenehmes von der Seele abtropfen zu lassen. Das Herz war so offen und ungeschützt, dass jede Mitteilung auf direktestem Weg traf. – Und Banalitäten taten fast körperlich weh. Banalitäten angesichts des Todes und des eigenen Mühens zu überleben waren peinigend. Selbst die Frage: »Wie geht es Ihnen?« brachte mich lange Zeit schier aus der Fassung, weil es keine Antwort gab. Eigentlich hätte ich monatelang nur immer antworten wollen: »Sie wissen doch, mein Mann ist gestorben!« Einen unbeschreibbaren, unfassbaren Zustand nicht beschreiben zu können oder sogar auf einen Satz reduzieren zu müssen, tat weh und verwirrte.

Liebe Hanna, vielleicht kann ich das alles in drei Punkten zusammenfassen: Kontakt herstellen und halten, immer wieder neu, mütterliche-väterliche Gesten sowie viel Zeit schenken, das brauchen Trauernde.

Ich war monatelang nicht in der Lage, selbst Kontakt herzustellen. Es traf auf keinen Widerhall, kein Echo blieb zurück von den Sätzen in den Kondolenzbriefen oder beim Wiedersehen: »Wir sind für dich da, ruf an, wenn du etwas brauchst.« Sie waren vorbeigerauscht, meine Seele wie mein Gedächtnis hatten die Fähigkeit verloren, Dinge zu speichern. Zudem gehört es zu den Symptomen von Trauer und Depression, dass man nicht selbständig Kontakt herstellen kann. Es hat vielleicht einige beleidigt, aber ihr gut gemeintes Angebot war verhallt.

Gut taten Anrufe, Briefe, Aufforderungen, gemeinsam irgendwohin zu gehen, viel spazieren zu gehen. Nichts Aufwendiges, eher en passant, wodurch kein Druck entsteht. Ein wunderbarer Einfall eines Freundes, als ich vor Weinen am Telefon nicht mehr sprechen konnte, war zu sagen: »Ich rufe dich in einer halben Stunde und heute abend wieder an.« Es begrenzte das Weinen, ließ kein Loch und keinen Abgrund entstehen, war eine gute Balance zwischen Zuwendung und Vertrauen in die Selbstheilungskräfte.

Die mütterlichen Gesten, besser: die mütterlich-väterlichen. Egal, wie alt der Trauernde ist, und sei er doppelt so alt wie du selbst, er wird regrediert sein in seiner Trauer, auf eine kindliche Entwicklungsstufe zurückgefallen. Wichtig ist zu spüren, wie alt er sich im Moment unbewusst fühlt. Was jemand braucht, der sich gerade wie ein verlassener Fünfjähriger fühlt, über das Wissen verfügen wir alle: streicheln und liebevolles Dabeibleiben, weinen lassen, trösten und zudecken, den Lieblingspudding kochen und gemeinsam spazieren gehen. Schlichte Seelennahrung, keine großen Worte, keine Erzählungen von Hinz und Kunz. Liebevolle Blicke, kein Psychologisieren, und bitte keine Deutungen.

Deutungen taten weh! Am Tod ist nichts zu deuten, schon gar nicht kleinkrämerisch und mit selbst gekochten Psychoweisheiten!

Und die Bemerkung, dass jeder selbst für seine Krankheit verantwortlich sei, ist – das will ich deutlich sagen – in der Zeit des Schmerzes brutal, zynisch und verletzend. Der Trauernde braucht in seiner Regression Schutz, Wärme, Essen, Geduld und stille Zuversicht, aber ohne die Platitüde: »Das wird schon wieder!« oder »Du musst jetzt Trauerarbeit leisten!« Mir schoss dabei immer durch den Kopf: Das ist der pure Kapitalismus, dass offensichtlich die Trauer wie die Arbeit einen Ertrag einbringen soll. Ein Zynismus der Selbstverwirklichungsideologie.

Verzichtet hätte ich auch gerne auf Sätze wie: »Dabei kannst du viel lernen, es wird dich weiterbringen!« Wie liebend gerne hätte ich auf diesen Zuwachs an Erkenntnis, an Tiefe, an Lebensweisheit verzichtet, wenn nur mein Mann noch länger mit mir hätte leben dürfen.

Der väterliche Anteil tut gut: bei Behördengängen, beim Schreibkram, bei der Steuererklärung, beim Autokauf helfen. Regression bedeutet auch, dass man einen Teil seiner erlernten Fähigkeiten als Erwachsener einbüßt. Es fühlte sich an, als sei ich dumm geworden. Logisch zu denken oder Entscheidungen zu treffen war unendlich schwierig, ich brauchte Gesprächspartner, die mir liebevoll und geduldig zwei oder drei Mal dasselbe erklärten und mir Listen machten, woran ich zu denken hätte, mir notwendige Telefonnummern heraussuchten, weil die Kraft noch nicht mal ausreichte, um den Tag zu bestehen. Der Stiefenkel Adam half wieder wunderbar konkret: An dem Abend, als ich zum ersten Mal die Akten, den schriftlichen Nachlass meines Mannes anschauen musste, setzte er sich zu mir. Wir rückten zwei Tische gegeneinander, er lernte für seine Biologieklausur und ich nahm diesen peinigenden bürokratischen Teil der Realität in Angriff. Ohne seine Anwesenheit hätte ich es wochenlang aufgeschoben, es hätte mich gemartert. So war seine Nähe ein Trost, sein bloßes Dasein wie ein Damm gegen die Überflutung.

Natürlich gab es auch böse Erfahrungen. Enttäuschungen, von denen man glaubt, sie können nicht wahr sein und man könne sich von ihnen nicht wieder erholen. Aber so geht es allen Trauernden: dass einige der besten und ältesten Freunde diese Situation nicht aushalten. Meist wegen tiefer narzisstischer Kränkung, wenn sie merken, dass der Trauernde und nicht sie selbst im Mittelpunkt der Aufmerksamkeit steht oder sie selbst nicht zum alleinigen Seelenretter auserkoren werden ... Dann schlägt nicht selten die Keule der Kränkung zu.

Aber mit welchem Pfund ich mein Leben lang werde wuchern können, das ist die Wärme, der beständige Kontakt und das Gefühl, niemals allein gelassen worden zu sein in den Situationen, in denen es um Leben und Tod ging. Das erzeugt überwältigende Dankbarkeit, die Gewissheit, eingebunden zu sein in den Strom des Lebens. Auch so etwas wie Demut. Aber, so erklärte es mir unser junger Pastorenfreund: »Du musst uns gar nicht ausdrücklich danken. Wir haben zwar Johannes und dir geholfen, aber wir haben es um des Lebens willen, um der Menschlichkeit willen getan. Und wir sind dir dankbar, dass du ihn nicht privatisiert hast, sondern uns hast teilnehmen lassen an seinem sanften, an seinem wunderbaren Sterben.«

Und das war ebenfalls eine wundersame Entlastung!

Sei gegrüßt
und habe innigen Dank, liebe Hanna.

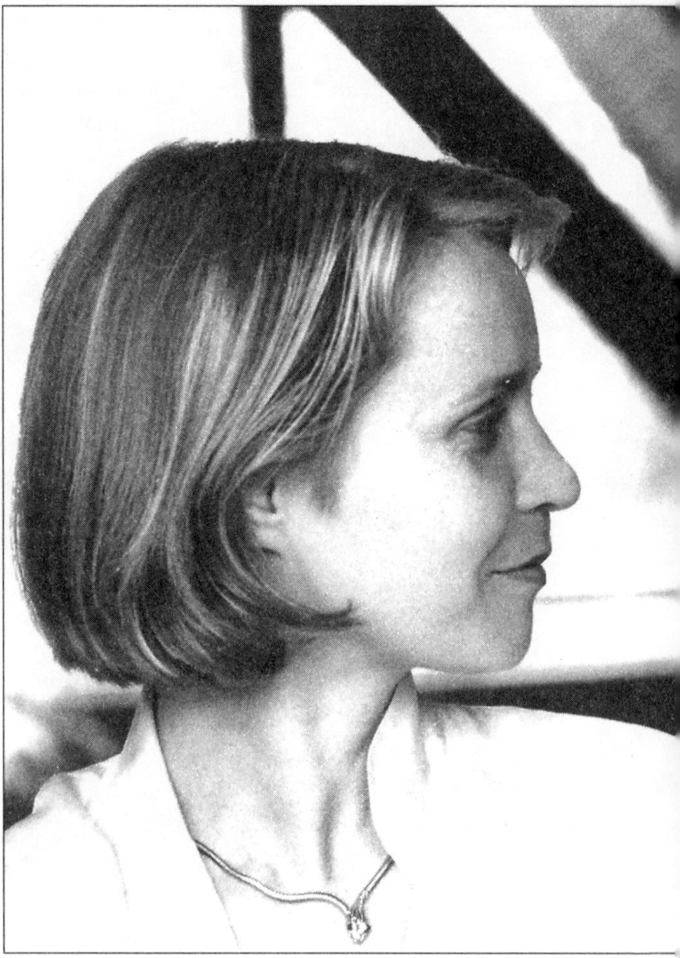

Astrid von Friesen

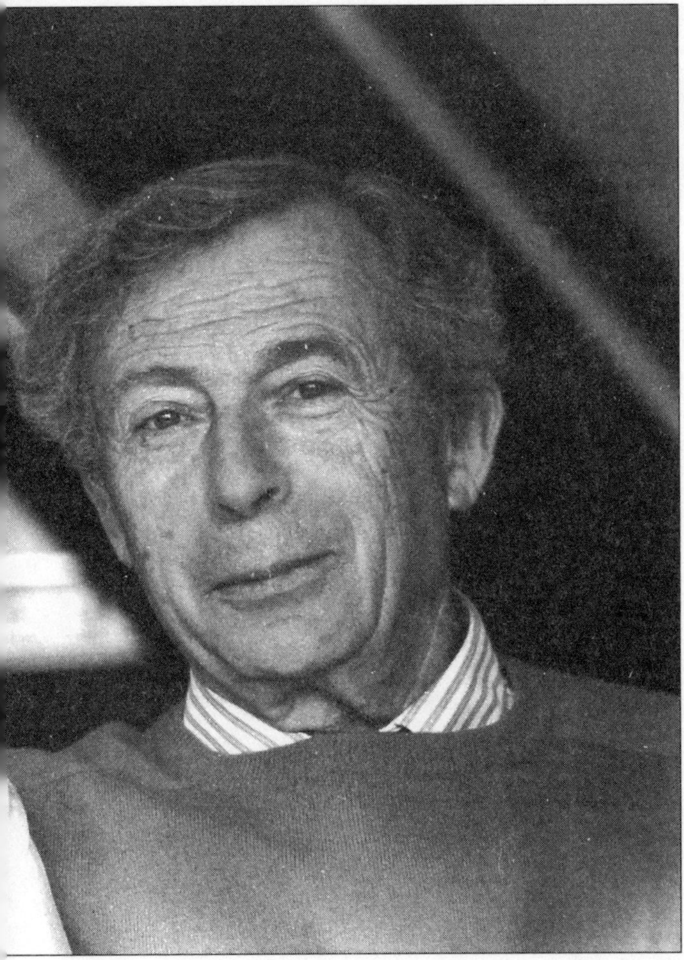

Gottfried Sello (Johannes)

Traum, zuende geträumt
zuende gelebt,
Traum ohne Ende...

GOTTFRIED SELLO

Fünf Jahre später...

Nun ist er schon fünf Jahre und sechs Monate tot. Fort. Weit weg, immer weiter weg gedriftet in die Unendlichkeit. Und bleibt dennoch so nah.

Ein Jahr nach seinem Tod sagte der Freund, der so wunderbar auf der Orgel bei unserer Hochzeit und bei seiner Beerdigung zu unserem Trauspruch improvisiert hatte: »Jetzt ist es eigentlich genug, jetzt könnte er wirklich mal wieder zurückkommen und mit dem Versteckspielen Schluss machen. Es langt!« – Das war auch mein Gefühl: Es langt! Ich habe genug gelitten, die Zahl der Prüfungen war überreich: allein alle Gedenktage, zum ersten, zweiten und dritten Mal, den ersten

Schnee, das erste Mal im Museum, zum ersten Mal wieder in Italien ... alles ohne ihn! Immer, immer wieder diese unglaubliche Anstrengung, ungeheuer und zehrend! Alles Kraftanstrengungen, alles Mühe, immer heftige Gefühle. Meine eigenen Geburtstage waren eine grausame Qual: ein neues Lebensjahr ohne ihn zu beginnen. Ich wollte es nicht, habe mich dagegen gewehrt, gehadert und verzweifelt gewütet. Mein Wille hatte mich zeitweilig verlassen. Zwar wusste ich immer, dass ich ohne ihn leben kann, weil ich es ja auch 33 Jahre zuvor geschafft hatte und nur knapp acht Jahre mit ihm teilen konnte. Aber ich wollte nicht, partout nicht. Nicht, dass mir das Leben sinnlos vorkam, vielmehr: Ich wollte auf diesem Höhepunkt ebenfalls sterben, noch in seiner Nähe, solange er im Tod erreichbar schien.

Denn die Sehnsucht steigerte sich monatelang. Sie hätte sich auch gesteigert, wenn er für Monate verreist gewesen wäre. Da nimmt sie ja ebenfalls nicht ab, sondern verschärft sich, wird immer quälender. Diese spezielle Sehnsuchtsphase dauerte ein Dreivierteljahr bis zu einem der vielen Tiefpunkte. Unser junger Pastorenfreund wurde ordiniert: ein festlicher Gottesdienst. Aber als die Orgel erklang, ich ihn und unseren anderen Pastorenfreund wie damals, als sie beide gemeinsam die Beerdigung zelebrierten, zum erstenmal wieder im schwarzen Ornat sah, war es geschehen. Ich musste für die vollen zwei Stunden weinen, haltlos und abgründig. Die beiden Sitznachbarn rückten von mir weg, aber da ich immer zutiefst der Auffassung war, dass in Kirchen Tränen erlaubt sind – wo sonst? –, stand ich auf, begab mich in den Schutz und an die Seite dieses zweiten Pastorenfreundes und weinte und weinte, bis ich offensichtlich erneut begreifen musste, dass ich Johannes nie wieder in meinem ganzen Leben sehen würde. Es war ein Einschnitt, ein Schritt mehr zur Unabänderlichkeit. Fast so, als hätte ich zuvor doch irgendwo in meiner Seele gehofft, dass er tatsächlich wieder zur Tür hereinkommt.

Und dann konnte gerade er mich nicht trösten, was er immer so wunderbar gemacht hatte, in jeder Lebenssituation. Gerade ihn, ausschließlich ihn hätte ich in dieser Krise am nötigsten gebraucht, deswegen oft das Erstaunen, auch die Erschütterung, diese nicht zu fassende Paradoxie, dass gerade er tot war und mich nicht mehr tröstete in meiner Not.

Das unbewusste Hoffen ist partiell immer noch vorhanden: Wenn ich in Hamburg am Altonaer Bahnhof ankomme, aber er steht nicht dort und erwartet mich. Immer wenn ich zu Hause die Treppe hinauf gehe, aber er kommt mir nicht entgegen gelaufen mit weit ausgebreiteten Armen. Wenn ich am Freitag Blumen sehe, aber er schenkt mir nicht mehr jeden Freitag oder Samstag (wie an unseren beiden Hochzeitstagen) einen Strauß. Wenn nach dem Essen ein Espresso schön wäre, aber er ihn nicht bringt. Wenn ich mit Freunden zusammen bin, aber er uns fehlt ... Seltsam auch das Gefühl, Menschen kennen zu lernen, sie ins Herz zu schließen und mir bewusst zu machen, dass sie ihn nicht kennen, ihn niemals werden kennen lernen können, sie mich immer nur ohne ihn erleben. Das Gefühl dabei, dass ihnen dann etwas ganz Wesentliches aus meinem Leben, von meiner Person fehlt!

Oder auf dem Friedhof: Zunächst habe ich ihn täglich besucht. Man kann es nicht beschreiben, warum dies so wichtig ist. Und muss es akzeptieren, dass andere es nicht brauchen, Angst davor haben, auf den Friedhof zu gehen ... Es war immer beides: voller Schmerzen und voller Trost. Ich hatte mir verboten, mir vorzustellen, dass er in dem Sarg in der Erde liegt und sein Körper, von mir so geliebt, dort vermodert. Und fühlte mich erst getröstet, wenn ich allmählich, nach einer Weile des Weinens, die Augen heben konnte und über die hohen Zypressen blickte, die uns immer an unser allerschönstes Halbjahr in Italien und Rom erinnerten. Dort fand ich ihn dann. Sein Geist war dann nahe, wurde wieder so gegenwärtig, wie er als Mensch immer war und immer noch ist. Selbst ein etwas entfernter Bekannter sagte nach Monaten: »Seltsam, Johannes ist so unglaublich präsent, obwohl wir uns doch nur selten gesehen haben ...« Es stimmt, er ist präsent, immer noch, selbst heute nach fünf Jahren und sechs Monaten. Mit dem Unterschied zu damals: Seine Präsenz ist nicht mehr schmerzhaft.

Je schöner und voller die Erinnerung,
desto schwerer ist die Trennung.
Aber die Dankbarkeit verwandelt
die Qual der Erinnerung
in stille Freude.

DIETRICH BONHOEFFER

Selbst jetzt, obwohl ich ein zweites Mal mit einem Mann glücklich bin, zu meiner eigenen Überraschung und zur Überraschung vieler Freunde, die mir geschrieben hatten: »Auch wenn euer Glück nur so kurz war, es war so strahlend, wie viele es nicht in langen Ehejahren finden ...«, ist er trotzdem präsent. Immer, wenn ich nicht im Kontakt mit anderen bin, wenn ich mich nicht konzentriere auf etwas, dann ist er wie selbstverständlich da. Es ist eine schöne Gegenwart, weil ich nie alleine bin, weil mich – vielleicht – nie wieder etwas so schmerzen wird. Es entsteht eine große Freiheit und Sicherheit: Das Schlimmste im Leben habe ich hinter mir, habe es überstanden, nichts Schlimmeres kann mir geschehen.

Dies war lange das vorherrschende Gefühl. Aber natürlich relativiert es sich, je mehr ich meinen zweiten Mann liebe. Seltsam und gleichsam beruhigend, dass damit die Liebe zu meinem ersten Mann nicht in Frage gestellt ist, ich verliere sie nicht, muss sie nicht verdrängen. Es ist kein (neurotisches) Entweder-Oder, sondern ein wundersames Sowohl-als-auch. Mein jetziger Mann hat ein so großes Herz, dass er spüren kann, dass diese erste Ehe mich heil gemacht hat, dass Johannes meine Depressionen weggeliebt hat, dass ich ohne ihn nicht gesund geworden wäre, nicht wirklich erwachsen, nicht autonom. Seltsam, aber auch wie selbstverständlich haben die beiden Männer sich in einem Traum miteinander über mich verständigt, Johannes hat quasi die Erlaubnis zu einem Neuanfang gegeben, uns seinen Segen erteilt.

So wie ich auch dankbar bin, dass Joe H. Kirchberger, der älteste Freund meines Mannes, der ihn 66 Jahre lang kannte und liebte, die sich nahe blieben wie zu Jugendtagen, obwohl die Emigration sie beide für ein langes Leben getrennt hatte, nun meinen neuen Mann in sein Herz geschlossen hat. Ebenso dankbar bin ich für das Einverständnis meines Stiefsohnes und seiner Frau. Mein neuer Mann ist in dieser großen Patchworkfamilie von Stiefkindern, die älter sind als ich, und Stiefenkelkindern, die halb so alt sind, aufgenommen, es gibt also keine Risse, keine Kontaktabbrüche, sondern es fand Integration statt. Einerseits: Wie hätte es auch anders sein können, so ungewöhnlich wie unsere Ehe mit einem Altersunterschied von 40 Jahren auch war, so ungewöhnlich sind die jetzigen Beziehungen. Andererseits: Es ist auch ein kleines Wunder, dass dies gelungen ist.

Gibt es etwas, was ich bereue? Eigentlich nur eine Situation. Ich glaube, niemand aus der ganzen Familie hatte daran gedacht, dass eine Aufbahrung zu Hause etwas Wunderschönes hätte sein können. Ich selbst habe vor dem Sterben einfach nicht so weit geplant, hatte immer nur sein Leben bis zum Schluss im Auge, war blockiert in meiner grenzenlosen Angst und Verzweiflung. So blieb er nur einen dreiviertel Tag noch bei uns. Aber es wäre schön gewesen, wenn es, wie früher überall und in Italien heute noch üblich, eine Aufbahrung von 24 Stunden gegeben hätte. Es hätte mit Freunden geplant werden müssen, die die Nachtwache mit übernommen, die dies mit getragen hätten ... Es wäre schön gewesen, so wie das Sitzen an seinem Bett, während er im Koma lag, als sein Sohn die Mozart-Sonaten spielte, den Violinpart, den sonst der Vater übernahm, wenn sie gemeinsam auf der Geige und mit dem Klavier musiziert hatten.

Es ist ein stilles, dankbares Glück mit Johannes geworden. So wie ein Gedicht es ausdrückt, welches er mir einmal auf seiner uralten Olmypia abtippte und welches seine eigene Gelassenheit und Dankbarkeit dem Leben gegenüber ausdrückt:

Die Beeren

Es sind im Oktober die Beeren
Roter als irgendwann.
Doch kommenden Herbst – was dann,
Wenn wir nicht wiederkehren?
Sie mögen, als ob wir noch wären,
Sich röten – aber sie waren

In all unsren wenigen Jahren
Roter als irgendwann.

GEORG VON DER VRING

Positiv ist noch etwas völlig anderes: Ich wurde als Kind ostdeutscher Flüchtlinge im Westen geboren und habe deswegen nie ein Gefühl von Heimat entwickeln können. Auch kenne ich die ängstliche Frage aus Kindertagen, wo wir denn später alle einmal beerdigt werden? So verstreut wie die Großfamilie lebt. Unsere ganze Existenz war nicht geerdet, ihr haftete etwas »Oberflächliches und Vorläufiges« (v. Krockow) an. Mit einer Ausnahme: Das Grab meines Mannes gab mir, erstmalig in meinem Leben, so etwas wie ein Heimatgefühl:

Aber erst Gräber
schaffen Heimat,
erst unsere Toten
geben uns Licht.

GRABSPRUCH

Natürlich gibt es noch Einschränkungen: Musik kann ich immer noch nicht hören, jedenfalls keine klassischen Konzerte. Entweder muss ich mich verhärten und kann die Musik nicht an mich heranlassen, oder ich öffne meine Seele für die Musik und erfahre dann schlagartig und voller Wucht Schmerzen, körperliche, die mich zu zerreißen drohen, und seelische, die mich überfluten und die alten Abgründe öffnen. – Ob ich das nicht wegtherapieren lassen wolle, fragte jemand ... Aber nein, es wäre, als würde ich meine Liebe zu meinem Mann abdrängen wollen. Liebe, die sich gewandelt hat, aber unwandelbar tief in mir bleiben wird und mich trägt, wie nur die Liebe der »unverlierbaren Toten« (Hilde Domin) zu tragen und zu trösten vermag.

Ein tröstliches Wort zu diesem Gefühl stammt von Franz Marc, dem expressionistischen Maler, dem mein Mann ein kleines Büchlein gewidmet hat: »Franz Marc – Botschaften an den Prinzen Jussuff« (1987).

Darin geht es um die wundersame Korrespondenz einer »hochgestimmten, einer schwierigen, einer ausgelassenen Künstlerfreundschaft« zwischen der Dichterin Else Lasker-Schüler, die sich Prinz Jussuff aus der Stadt Theben nennt, und dem Maler. Eine Freundschaft, die Poesie und Malerei verknüpft und Johannes, aber auch seine Leser, beglückte. Franz Marc, der 1916 im Ersten Weltkrieg fiel, beschreibt eine, seine persönliche Wahrheit und Hoffnung:

Wie schön,
wie einzig tröstlich zu wissen,
dass der Geist nicht sterben wird,
unter keinen Qualen,
durch keine Verleugnungen,
in keinen Wüsten.

Franz Marc

»Man fühlte sich in seiner Gegenwart wie ein besserer Mensch!« Er konnte Menschen so annehmen wie sie waren, konnte sie zutiefst akzeptieren, so dass sie in seiner Gegenwart entspannten, er musste weder dominieren noch sich produzieren und selbst diejenigen Menschen fühlten sich akzeptiert, die sich noch nie freiwillig in ein Museum begeben hatten. Obwohl Bilder sein Glück waren, denn er liebte »die Freude des Grüns« (Trakl), also die Freuden der Farben, der Formen, die Produkte der Fantasie. Er konnte bis zu Tränen ergriffen vor einem Bild stehen und diese Ergriffenheit sowie sein unendliches Wissen in meisterlicher, geschliffener Einfachheit den Lesern nahebringen.

Astrid v. Friesen ist von Hamburg, wo sie 25 Jahre lebte, weggezogen und praktiziert heute in Freiberg und Dresden als Psychotherapeutin, schreibt weiterhin Bücher und Artikel und unterrichtet an der Freiberger Universität.

Die Deutsche Bibliothek – CIP-Einheitsaufnahme
Ein Titeldatensatz für diese Publikation ist bei
der Deutschen Bibliothek erhältlich

Literaturnachweis:
Seite 45: Dietrich Bonhoeffer:
aus: ders., Widerstand und Ergebung. (KT 100).
© Chr. Kaiser/Gütersloher Verlagshaus. Gütersloh, 16. Auflage 1997
Seite 50: Georg von der Vring, Die Beeren
aus: ders. Die Gedichte, Langewiesche-Brandt,
1989/1996[2]

1 2 3 4 5 04 03 02 01 00

Ein Unternehmen der Dornier Medienholding GmbH
Postfach 80 06 69, 70506 Stuttgart, Tel. 07 11-78 80 30
Sie erreichen uns rund um die Uhr unter
www.kreuzverlag.de
Umschlaggestaltung: Atelier Reichert, Stuttgart
Umschlagbild: © ZEFA–IBID, Inc.
Satz: Rund ums Buch – Rudi Kern, Kirchheim/Teck
Druck und Bindung: Röck, Weinsberg
Die Schreibweise entspricht den Regeln der neuen
Rechtschreibung.
ISBN 3 7831 1787 9

Ein Labyrinth mit Ausgang

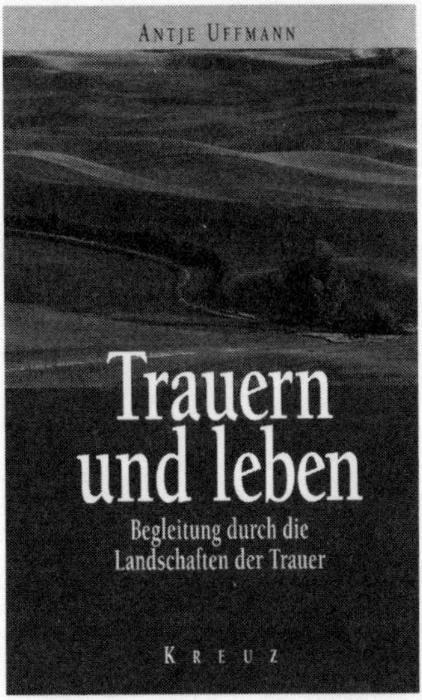

Antje Uffmann
Trauern und Leben
160 Seiten, Hardcover
Bestell-Nr. 1619

Die Autorin geht gemeinsam mit Trauernden Schritt für Schritt die Landschaften der Trauer ab und gestaltet Trauererlebnisse. Der Irrgarten wandelt sich zum Labyrinth mit Zentrum und Ausgang. Mit vielen Anleitungen für private Trauerrituale.

KREUZ: Was Menschen bewegt.
www.kreuzverlag.de